RAPPORT

SUR LE

SERVICE DE LA VACCINE

DANS LE DÉPARTEMENT DU TARN,

DE 1850 A 1861,

Par le Docteur P.-D. LALAGADE,

DIRECTEUR DU SERVICE DE LA VACCINE POUR LE DÉPARTEMENT DU TARN,
LAURÉAT DE L'ACADÉMIE IMPÉRIALE DE MÉDECINE,
CHIRURGIEN EN CHEF DE L'HÔPITAL CIVIL ET MILITAIRE DE LA VILLE D'ALBI,
INSPECTEUR DE LA PHARMACIE,
ANCIEN CHEF DE CLINIQUE DE LA FACULTÉ DE MÉDECINE A L'HÔTEL-DIEU
DE MONTPELLIER, ETC.

> La vérité de l'immense utilité de
> la vaccine est consacrée par soixante-
> quatre années de bienfaits...
> La propagation de la vaccine est
> la meilleure pratique médicale...

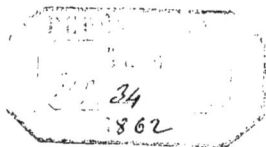

ALBI,

IMPRIMERIE DE MAURICE PAPAILHIAU.

—

1862.

RAPPORT

SUR LE

SERVICE DE LA VACCINE

DANS LE DÉPARTEMENT DU TARN,

DE 1850 A 1861,

Par le Docteur P.-D. LALAGADE,

DIRECTEUR DU SERVICE DE LA VACCINE POUR LE DÉPARTEMENT DU TARN,
LAURÉAT DE L'ACADÉMIE IMPÉRIALE DE MÉDECINE,
CHIRURGIEN EN CHEF DE L'HÔPITAL CIVIL ET MILITAIRE DE LA VILLE D'ALBI,
INSPECTEUR DE LA PHARMACIE,
ANCIEN CHEF DE CLINIQUE DE LA FACULTÉ DE MÉDECINE A L'HÔTEL-DIEU
DE MONTPELLIER, ETC.

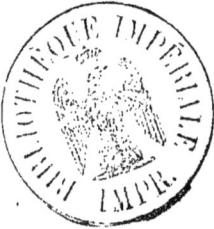

> La vérité de l'immense utilité de
> la vaccine est consacrée par soixante-
> quatre années de bienfaits...
> La propagation de la vaccine est
> la meilleure pratique médicale...

ALBI,

IMPRIMERIE DE MAURICE PAPAILHIAU.

—

1862.

A Monsieur

A. TOURANGIN, Chevalier de l'Ordre Impérial de la Légion-d'Honneur, Préfet du Tarn.

LALAGADE.

Monsieur le Préfet,

La doctrine et la pratique de la vaccine reposent sur des bases aussi solides qu'inattaquables.

La vérité de l'immense utilité de la vaccine est consacrée par *soixante-quatre* années de bienfaits.

Avant l'admirable découverte du précieux préservatif, la petite vérole enlevait au moins, toutes les statistiques médicales l'affirment, la dixième partie de l'espèce humaine, et mutilait affreusement les populations.

La petite vérole a été le plus grand des fléaux qui ont affligé le monde.

Si on mesure la grandeur du service avec l'étendue et la gravité du mal, la vaccine, sans aucun doute, est la meilleure pratique médicale, le plus grand des bienfaits.

La vaccine ne guérit pas un mal qui tue, un mal qui laisse sur ses malheureuses victimes, qui ne succombent pas, des traces indélébiles, des infirmités horribles; la vaccine fait mieux; elle conjure la petite vérole, elle l'anéantit, si on peut s'exprimer ainsi, *avant sa naissance.*

Les immenses services rendus par la vaccine sont une grande vérité que l'humanité entière devrait proclamer avec bonheur et reconnaissance.

Cependant, il y a des hommes qui, entraînés par des théories erronées, qui, sous l'influence de préjugés injustes et sans nul fondement, non-seulement, repoussent la vaccine, mais la combattent de toutes leurs forces et de toute la puissance de leurs talents.

Il y a des populations malheureuses qui, sous le joug d'un

fanatisme déplorable, regardent encore la vaccine comme un fléau de Dieu.

Espérons que les progrès incessants de la civilisation feront apprécier sur tous les points du globe, dans un avenir prochain, et accepter avec reconnaissance la méthode prophylactique de la petite vérole.

Heureusement, on n'a plus besoin aujourd'hui de démontrer en France l'excellence de la vaccine.

Si quelques oppositions systématiques élèvent leur voix pour contester ou pour diminuer l'importance des services rendus par la pratique Jennérienne, elles se trouvent bien faibles, bien isolées devant la science, devant la raison publique, devant surtout le dévouement et le zèle désintéressés des médecins.

L'Académie Imperiale de médecine, l'Académie des sciences, toutes nos sociétés savantes, les hommes les plus éminents sont unanimes pour proclamer l'utilité de la vaccine, et aident de toute leur autorité, de tous leurs encouragements la propagation de cette excellente pratique.

Tous les médecins, sauf quelques exceptions, s'occupent avec une conviction complète, avec le plus grand dévouement de propager la méthode préservatrice.

L'immense majorité de nos populations croit à la vaccine. On n'a qu'à regretter une indifférence blâmable chez certaines familles, plus marquée dans certaines contrées.

Depuis son apparition en France (1800), tous les gouvernements qui se sont succédé ont puissamment encouragé la pratique de la vaccine.

Malheureusement, les primes et les récompenses ont diminué d'année en année.

Il serait à souhaiter, comme en exprimait déjà le vœu l'Académie Impériale de médecine, dans son rapport officiel à Son Excellence M. le Ministre de l'agriculture, du commerce et des travaux publics, le 29 juin 1852, que le gouvernement, qui s'efforce de propager toutes les pratiques utiles aux populations, qui désire connaître et apprécier tous les dévouements, relevât l'éclat des primes et des récompenses accordées avec tant de munificence, sous le Consulat, sous le premier et glorieux Empire.

D'un autre côté, il serait utile, nécessaire même, dans l'intérêt de la santé publique, de faire en France ce que vient de faire, dans un acte de haute et prudente sagesse, le gouvernement d'Angleterre, de voter une loi qui rendît la vaccine obligatoire, et d'imposer une pénalité aux parents, qui, négligeant de remplir ce devoir, compromettraient la santé générale.

Si l'on objectait que l'on doit respecter la liberté individuelle, la liberté des familles, surtout en ce qui concerne la santé des enfants, il serait facile de répondre que la première comme la meilleure des libertés est celle qui sauvegarde la santé, la vie des individus, des familles et des peuples.

Et la vaccine, en prévenant une maladie éminemment mortelle, épidémique, contagieuse, est un bien incontestable pour *soi,* pour *ses enfants,* pour *son pays*....

C'est en 1801 que la vaccine fut introduite dans le département du Tarn.

Les premières expériences furent faites solennellement, le 12 mars 1801, à Albi, par l'habile praticien P. Défos, ancien chirurgien militaire, et le 29 mars de la même année, à Gaillac, par le célèbre chirurgien Jean-Jacques Rigal.

Les faits donnèrent pleine satisfaction aux espérances de la nouvelle découverte.

Tous mes confrères de cette époque, grâces soient rendues à leurs lumières, et à leur dévouement pour l'humanité, tout en proclamant bien haut l'utilité de cette importante inocculation, firent tous leurs efforts pour la propager sur tous les points du département.

Le 17 juillet 1804, le préfet Gary consacra administrativement les heureux résultats de la nouvelle pratique, dans un arrêté qui instituait un comité de vaccine dans chaque chef-lieu d'arrondissement.

Le 26 janvier 1818, pour donner une action nouvelle à la propagation de la vaccine, M. le vicomte Decazes, préfet, réorganisa les quatre comités et nomma le docteur Delbosc, secrétaire général du Comité central à Albi.

Ce savant et habile confrère fut très utile à la propagation de la découverte de l'immortel Jenner.

Dans notre beau pays, comme partout, la vaccine trouva dans les premiers temps de très nombreux détracteurs.

Heureusement, elle eut aussi ses partisans dévoués, des

amis puissants par leur foi enthousiaste, par leur intelligente activité et par leur influence sur les populations. Mais, dans les dix-sept premières années, nul n'a rendu à la vaccine des services plus grands, plus éclatants que Jean-Jacques Rigal, de Gaillac, père de notre grande illustration chirurgicale, Joseph-Jean-Antoine Rigal, qui lui aussi a puissamment contribué par son immense pratique et par ses importantes publications, à répandre au sein de nos populations les bienfaits de la méthode prophylactique de la petite vérole.

Je serais aussi heureux et fier, Monsieur le Préfet, si les limites de ce rapport me le permettaient, de vous signaler les travaux et les noms de *tous* les vaccinateurs de notre département qui se sont distingués, depuis 1801, dans le grand acte de la propagation de la vaccine, et qui ont droit à la reconnaissance publique.

Dans sa haute sollicitude pour la pratique de la vaccine, et pour donner satisfaction au vœu émis par le Conseil général, en 1849, le préfet du Tarn, M. C. Bart, établit, par son arrêté du 24 janvier 1851, un dépôt de virus vaccin à Albi, et nomma M. le docteur Lalagade, directeur de ce service.

Depuis cette époque, un virus vaccin frais, ou conservé avec le plus grand soin, a été constamment à la disposition de tous les vaccinateurs.

Cette circonstance n'a pu être que très favorable et très utile à la propagation de la vaccine.

Aujourd'hui, le triomphe de cette pratique, éminemment utile à la santé des populations, est assuré dans le département du Tarn.

Je puis ajouter que je ne connais pas, personnellement, un seul médecin qui lui soit hostile; que tous sont les partisants très dévoués de la vaccine. Les sages-femmes se livrent avec zèle à cette pratique. Aujourd'hui les familles, en général, non seulement acceptent mais réclament les bienfaits de la préservation variolique.

Quant à la *revaccination*, supplément indispensable de la première vaccine, comme je l'ai démontré dans ma publication : *Études sur la Revaccination* (1856), ses services, son utilité, grâce aux efforts incessants de MM. les vaccinateurs, sont connus et appréciés par nos populations, et plus particulièrement par celles de nos villes où les colléges, les pensions, les établissements publics, etc., sont généralement revaccinés.

J'ai l'honneur, Monsieur le Préfet, de mettre sous vos yeux le tableau des vaccinations, officiellement connues, qui ont été pratiquées, et l'énumération des travaux scientifiques (manuscrits et imprimés qui se rattachent à la vaccine), par MM. les vaccinateurs du département du Tarn, à dater du 1er janvier 1850 jusqu'au 31 décembre 1860, les états des vaccinations et les mémoires de 1861 n'étant pas encore connus officiellement.

Après vous avoir fait connaître le nombre des envois de virus vaccin par M. le conservateur, je soumettrai, Monsieur le Préfet, à votre haute et bienveillante appréciation quelques observations sur l'insuffisance des primes accordées à MM. les vaccinateurs de notre département.

Les relevés officiels de chaque année, de 1850 à 1861, ont donné pour résultat positif :

1° 97,716 naissances) soit 42 vaccinations sur 100
2° 41,086 vaccinations) naissances.

En lisant un semblable résultat, la première impression est de penser que, dans notre département, il existe une énorme disproportion entre les vaccinations et les naissances, et naturellement de conclure qu'il n'y a, à peu de chose près, que la moitié des populations du Tarn qui sont vaccinées.

Je m'empresse de faire une observation fort importante. Si le nombre officiel des vaccinations se trouve bien au-dessous du chiffre des naissances, c'est parceque beaucoup de médecins, de sages-femmes, qui pratiquent la vaccine avec dévouement, ne font point connaître directement, ni indirectement à l'administration supérieure, aux comités, à l'Académie de médecine leurs opérations vaccinales; les uns, parcequ'ils ne veulent point concourir pour les primes et récompenses; les autres, parcequ'ils craignent qu'on leur accorde des primes illusoires pour les peines et sacrifices qu'ils se sont imposés; les troisièmes, parcequ'ils n'ont pratiqué qu'un très petit nombre de vaccinations, un nombre insignifiant. En général, les médecins et les sages-femmes, qui n'ont point l'intention de concourir, ne tiennent pas note de leurs vaccinés.

Je puis donner une excellente preuve du fait qui précède. Ainsi MM. les médecins, faisant partie des comités de vaccine des quatre arrondissements, s'occupent tous de vaccinations, et le très petit nombre de mes collègues présente des états, ou indique le nombre de ses opérations vaccinales. J'ajoute que je puis affirmer, soit à cause de mes relations personnelles, soit par mes envois de virus vaccin et par mes correspondances, que beaucoup de médecins et de sages-femmes, qui ne figurent point sur les listes officielles, se livrent avec zèle et succès à la pratique vaccinale.

Il y aurait un moyen bien simple, Monsieur le Préfet, de constater, à l'avenir, le chiffre exact des vaccinations faites dans le département : ce serait d'inviter MM. les maires de prier MM. les médecins et les sages-femmes, résidant dans leurs communes, à la fin de chaque année, *au nom de la santé publique,* de leur donner la liste des enfants qu'ils auraient vaccinés. Il est certain qu'à cause du motif invoqué MM. les médecins et les sages-femmes s'empresseraient de répondre à leur appel.

Ces listes, inscrites sur un registre spécial où se trouveraient aussi des colonnes consacrées aux naissances, aux décès de chaque année et aux cas de petite vérole, je parlerai plus tard de l'opportunité de cette dernière colonne, auraient un double résultat; on connaîtrait *exactement* le nombre des enfants vaccinés, et MM. les maires signaleraient au zèle et à la sollicitude de MM. les médecins, et des sages-femmes, *pour les années suivantes,* les enfants non vaccinés.

J'ajoute que MM. les maires pourront, seulement alors, certifier avec connaissance de cause, la vérité des états de vaccinations qui sont soumis à leur contrôle officiel, avant leur admission au concours pour les primes départementales, et pour les récompenses accordées par le gouvernement.

Si, aux nombreuses vaccinations qui ont été réellement pratiquées, sans constatation officielle, on ajoute le chiffre des décès avant l'époque où les familles ont fait vacciner leurs enfants, pendant la période des onze années dont je m'occupe, on sera autorisé à conclure légitimement que les populations du Tarn sont généralement vaccinées.

J'ai voulu savoir dans quelle proportion je pouvais tenir compte, dans le rapport actuel, du chiffre des enfants décédés avant l'époque *ordinaire* des vaccinations. A cet effet, j'ai consulté mes cahiers-registres, de 1850 à 1861, où j'ai constaté 6,997 vaccinations. J'ai dû mettre de côté, avec beaucoup de soin, 1,259 *revaccinations* qui y figurent. J'ai additionné les différents âges des 5,738 premières vaccinations et j'ai divisé le total des mois par le nombre des enfants vaccinés. Cette opération m'a donné, pour moyenne, l'âge de 15 mois.

D'un autre côté, j'ai cherché le chiffre des enfants décédés à cet âge dans le département, depuis le 1er janvier 1850 jusqu'au 31 décembre 1860, j'ai trouvé le nombre 16,867.

J'ai l'honneur de vous faire observer, Monsieur le Préfet, que le chiffre de 16,863 décès, s'il n'est pas mathématiquement exact, ne *peut être* qu'*au-dessous* de la vérité, attendu que la moyenne de l'âge des vaccinés dans la commune d'Albi et dans les communes environnantes, est très certainement inférieure à la moyenne que l'on obtiendrait pour les vaccinations opérées, par exemple, dans les communes de nos montagnes où les familles sont loin d'avoir le même zèle intelligent, le même empressement pour faire vacciner leurs enfants. Ainsi, pour ne citer qu'une vaccination, pratiquée dans ces conditions : j'ai vacciné, en 1861, à St-Jean-de-Marcel, canton de Valdériés, 191 enfants dont l'âge moyen était de 32 mois.

En dehors du champ des appréciations même très probables, je suis heureux, Monsieur le Préfet, de vous signaler un fait matériellement exact et tout à l'éloge des efforts *nouveaux* de MM. les vaccinateurs du département du Tarn :

En 1851 — Sur 9,076 naissances, le Comité central de vaccine enregistrait pour 1850, 4,219 vaccinations, soit.................... 46 p. %

En 1861 — Sur 9,026 naissances, ce même Comité enregistrait pour 1860, avec une vive satisfaction, 7,962 vaccinations, soit.................. 88 p. %

Augmentation, en 1860, de................. 42 p. %

Je dois ici éloge et justice au dévouement de MM. les médecins *du service médical gratuit* qui ont aussi contribué à ce magnifique résultat.

En 1849, le département du Tarn n'était pas même classé dans la moyenne des départements pour le zèle et le dévouement à la propagation de la vaccine, et déjà, en 1856, l'Académie Impériale de médecine élevait notre département aux honneurs du 4e rang et le citait en exemple à la France : « Il est de notoriété publique, que partout où la vaccine est » généralement pratiquée, la petite vérole devient de plus en

» plus rare; nous pouvons citer en exemple les départements
» de la Meurthe, du Doubs, de la Seine-Inférieure, du Tarn,
» de l'Oise, de la Dordogne, l'Ile de la Réunion, etc. » . . .
(Rapport de l'Académie Impériale de médecine à Son Ex-
cellence M. le Ministre de l'agriculture, du commerce et des
travaux publics, 17 juin 1856, page 4).

Les éléments pour une statistique des causes de décès étant
complètement insuffisants (généralement les employés des communes enregistrent, suivant le caprice de leurs appréciations
personnelles, les causes des décès, sur les déclarations des
témoins), il ne m'est pas possible de donner, d'une manière
même approximative, le chiffre des victimes de la petite vérole,
depuis 1850.

Tous les renseignements, pris auprès d'un très grand nombre
de mes honorables confrères, m'autorisent à affirmer, de la
manière la plus certaine, que les cas de petite vérole, et surtout les décès par cette affreuse maladie, sont, de plus en plus,
rares dans le département du Tarn.

La vérité de ce fait est au reste de notoriété publique. Ce
que je puis affirmer plus personnellement, c'est que, depuis
l'année 1857, je n'ai pas eu, non-seulement, à déplorer dans
ma clientèle une seule mort à la suite de la petite vérole,
mais que je n'ai pas eu à constater *un seul bouton* variolique.

J'ai l'honneur, Monsieur le Préfet, de vous proposer, pour
arriver à la constatation exacte de tous les cas de petite vérole
et des décès par cause de cette maladie, les mêmes moyens
que je vous ai déjà signalés pour contrôler le nombre des
vaccinations.

MM. les maires prieraient à la fin de chaque année MM. les
médecins de vouloir bien inscrire sur la liste de leurs vaccinés
le nom et l'âge de leurs clients qui auraient été atteints de
la petite vérole ou qui auraient succombé à la suite de cette
affreuse maladie.

De cette manière, la même liste, qui vous serait adressée au
commencement de l'année suivante par chaque mairie, vous
ferait connaître, d'une manière exacte, et le chiffre des vaccinés,
et le chiffre des victimes de la petite vérole. Je ne doute pas
que chaque année le relevé général ne signalât, et une augmentation des vaccinés, et une diminution des varioleux. J'ose
espérer, Monsieur le Préfet, qu'un jour, même rapproché de

l'époque actuelle, on aurait la satisfaction de constater *officiellement* la disparition complète de la petite vérole dans le département du Tarn.

M. le directeur surveillant du dépôt du virus vaccin a adressé, depuis 1850 jusqu'à l'année 1861, à MM. les médecins et aux sages-femmes du département du Tarn, et sur leurs demandes :

1° 3,132 doubles plaques; 2° 129 tubes; 3° 118 croûtes vaccinales.

Il a expédié dans différents départements ou à l'étranger : 1° 99 tubes; 2° 294 doubles plaques.

J'ai expérimenté, Monsieur le Préfet, le virus vaccin que vous avez eu la bonté, sur ma prière, de demander à votre collègue de la Haute-Garonne et de provenance du cow-pox, découvert par le savant professeur M. Lafosse, et utilisé par M. le docteur Cayrel, fils, vaccinateur officiel de Toulouse.

Le 27 septembre 1861, le surlendemain de la réception du vaccin, je l'ai inoculé à la nommée Marie Sans, âgée de 6 mois, par six piqûres.

J'ai constaté deux boutons qui ne m'ont présenté rien de remarquable; seulement les pustules vaccinales n'ont apparu que le septième jour.

Le 5 octobre, j'ai utilisé le vaccin de Marie Sans, pour vacciner la nommée Victorine Clarenc, âgée de 7 mois, et pour charger 8 plaques que j'ai adressées le jour même à un habile vaccinateur et praticien distingué de Montauban, M. le docteur Rivairol, qui m'avait demandé, de la manière la plus pressante, du vaccin, sur plaques, pour arrêter une épidémie de petite vérole qui commençait à sévir dans une commune du département de Tarn-et-Garonne.

J'ai obtenu chez Victorine Clarenc deux boutons, il est vrai, mais chétifs et sans fièvre vaccinale. J'ai eu de la peine à prendre sur ces deux pustules assez d'humeur vaccinale pour vacciner, le 13 octobre, les enfants Cécile Maurel, âgée de 9 mois; Emile Arnaud, âgé de 15 mois; Paul Ginestous, âgé de 17 mois : Ici, la scène vaccinale a été rapide et s'est terminée en peu de temps; le lendemain, 14 octobre, fortes rougeurs à l'endroit des piqûres, vives démangeaisons, grande inquiétude chez les vaccinés. Les boutons ont apparu à la fin du troisième jour et les pustules ont donné des croûtes le *cinquième* jour à dater de l'inoculation.

Cette marche est complètement anormale dans la vraie, dans la bonne vaccine.

Cette circonstance m'a empéché de continuer mes vaccinations de bras à bras.

J'ai appris à la même époque et avec beaucoup de peine, à cause de l'épidémie de petite vérole qu'il avait à combattre, que M. le docteur Rivairol n'avait point obtenu le moindre développement vaccinal avec le copieux envoi que je lui avais fait.

J'avais adressé deux doubles plaques de la même provenance à M. le docteur Hippolyte Delbosc, de l'Algarié (Tarn). Cet honorable et distingué confrère a bien voulu me faire savoir qu'il n'avait pas obtenu la moindre efflorescence vaccinale.

Enfin, j'ai utilisé un tube en entier du virus vaccin de la même source (envoi préfectoral), le 19 octobre, chez l'enfant Edouard Larieu, âgé de 8 mois; sur six piqûres il n'est apparu, le quinzième jour de l'inoculation, qu'un seul bouton, et sans caractère vaccinal bien tranché.

Ces expériences, Monsieur le Préfet, faites avec le virus vaccin provenant de cow-pox découvert à Toulouse en 1860, et qui vous a été expédié officiellement par la préfecture de la Haute-Garonne, le 25 septembre 1861, quoique très peu satisfaisantes, ne sont point assez nombreuses pour me fixer d'une manière irrévocable sur la valeur du nouveau vaccin.

Je me propose de renouveler mes essais au commencement du printemps prochain, époque peut-être plus favorable aux expérimentations vaccinales.

Je dois mentionner ici mes vaccinations faites pendant les mois de mars, avril, mai, juin et juillet 1861 avec le virus vaccin pris, le 12 mars, sur un enfant qui avait été vacciné par M.lle Alexandrine Ladrech, sage-femme, à Albi, avec du vaccin qu'elle avait reçu de Toulouse.

Plusieurs de mes vaccinés de cette époque ont eu des boutons très développés, l'aréole inflammatoire très intense et s'étendant quelquefois en érysipèle, des engorgements ganglionaires aux aisselles et une fièvre vaccinale très marquée.

J'ai constaté chez quelques-uns d'entr'eux une activité telle, qu'elle m'a rappelé les descriptions données par Jenner lui-même, sur les effets de la vaccine, dans les premiers temps de sa découverte.

D'un autre côté, j'ai eu des vaccinations moins belles, comparativement à celles que j'avais obtenues et que j'obtenais, en ce moment, avec le virus vaccin que je conserve depuis douze années.

J'ai adressé ce virus vaccin à mes confrères, aux sages-femmes du département, avec prière de constater et de me faire connaître soit directement, soit indirectement par la voie administrative, les résultats obtenus.

J'espère que les rapports que vous recevrez dans les premiers mois de 1862 sur les vaccinations pratiquées en 1861, vous feront connaître, Monsieur le Préfet, des faits nombreux et circonstanciés qui pourront mieux nous édifier sur la valeur réelle du cow-pox découvert à Toulouse.

Les travaux manuscrits adressés, soit au Comité central de vaccine, soit directement à l'Académie Impériale de médecine, sont, pendant notre période de onze années :

Par M. Béringuier, docteur médecin, à Rabastens :

1° *Mémoire théorique et pratique sur la vaccine* (1850);
2° *Observations sur la vaccine* (1855).

Par M. Dièche, officier de santé, à Lapointe St-Sulpice :

1° *Réflexions sur la pratique de la vaccine* (1851);
2° *Mémoire sur quelques cas de petite vérole et sur la nécessité de la vaccine* (1855);
3° *Mémoire sur l'analogie de la vaccine et de la petite vérole* (1857).

Par M. Decazis, officier de santé, à Brassac :

1° *Mémoire sur certaines questions de la pratique de la vaccine* (1853).

Par M. Lalagade, docteur en médecine, à Albi :

1° *Quelques réflexions sur la revaccination* (1850);
2° *Observations relatives aux bons effets de la vaccine, comme moyen thérapeutique, dans le traitement de plusieurs maladies* (1852);
3° *Nouveau procédé de conservation du virus vaccin : IOPOMPE,* inventé et modifié par l'auteur (1853);
4° *Notes supplémentaires sur le même sujet* (1854);
5° *Mémoire sur une épidémie de rougeole; expériences faites avec du virus vaccin de rubéolique* (1856);

6° *Épidémie de petite vérole à Albi; heureux effets de la revaccination, son inviolabilité* (1857);

7° *Quelques mots sur l'IOPOMPE et sur le virus vaccin de revacciné* (1859);

8° *La vaccine ne se transmet qu'elle même* (1860);

9° *Études sur la transmission des maladies contagieuses par la vaccination; expériences négatives, faites avec le virus vaccin, avec le sang de syphylitique, de dartreux, de dipthérique, etc.* (1861).

Par M. Moziman, docteur en médecine, à Lacaune :

1° *Mémoire sur la pratique vaccinale* (1850);

2° *Observations théoriques et expérimentales sur la vaccine* (1855).

PUBLICATIONS :

Par M. le docteur Lalagade :

1° *Circulaire à MM. les vaccinateurs du département du Tarn sur un nouveau procédé de conservation du virus vaccin* (16 août 1854);

2° *Brochure sur un nouveau procédé de conservation du virus vaccin* (1855);

3° *Études sur la revaccination* (1856);

4° *Études théoriques et expérimentales sur le virus vaccin d'enfant et de revacciné* (1858);

5° *Études théoriques et expérimentales sur l'action de la vaccine chez l'homme* (1860).

L'auteur de ce rapport ne croit pas devoir, ni à cause du but, ni à cause des limites naturellement restreintes de son travail actuel, analyser et apprécier ici les différentes questions scientifiques et de pratique vaccinale traitées dans les mémoires et publications énumérés ci-dessus. D'ailleurs, le Comité central de vaccine, l'Académie Impériale de médecine et la presse médicale en ont rendu compte.

Je crois cependant, Monsieur le Préfet, de mon devoir, à cause de mes fonctions de conservateur du virus vaccin pour le département du Tarn, de vous exposer et ma théorie et ma pratique, au sujet du choix des enfants qui donnent la vaccine, au sujet des précautions à prendre en vaccinant et en recueillant le virus vaccin.

Mes idées théoriques, ma pratique sont aujourd'hui ce qu'elles étaient lors de ma publication sur *L'action de la vaccine chez l'homme.*

Les faits nouveaux que j'ai observés ne font que corroborer ma doctrine.

Mes nombreuses expériences, d'accord avec les belles expériences du savant et célèbre rapporteur de l'Académie Impériale de médecine, M. le docteur Bousquet, me donnent la conviction profonde, la certitude matérielle que le virus vaccin *pris et inoculé seul ne donne et ne peut donner que la vaccine, fut-il pris sur un enfant mal sain.* . . . . .

Un dans son origine, un dans son existence intime, un dans ses générations successives, le virus vaccin ne se transmet et ne peut se transmettre que lui-même. . . .

La vérité théorique est toute dans ces deux propositions.

Elle est d'une bien grande satisfaction pour moi, qui renoncerais à la propagation de la vaccine, à la haute mission, de veiller sur le précieux dépôt du virus vaccin, que l'administration supérieure m'a confiée, s'il en était autrement.

Ma raison ne saurait se contenter du choix des enfants.

En effet, le vaccinateur n'est et ne pourra jamais être *sûr* que l'enfant de son choix, même le plus minutieux, que l'enfant le mieux constitué, le plus sain en *apparence,* ne soit infecté par une maladie héréditaire, par une affection constitutionnelle, cachée *encore* dans les profondeurs de l'organisme!... et de là, la *possibilité* redoutable d'empoisonner un enfant sain avec un vaccin vicié dans son origine. . . .

Dans ma pratique, et comme *vaccinateur,* et comme *directeur surveillant du dépôt* du virus vaccin, je mets :

1° Un soin tout particulier à choisir les enfants vaccinifères, uniquement pour donner satisfaction soit aux familles, soit à ceux de mes confrères qui n'admettent point ou qui hésitent à admettre mes opinions théoriques ;

2° Je pique ou je traverse les cellules vaccinales avec une lancette *exclusivement* consacrée à cette opération, et avec le plus grand soin, afin d'éviter la plus minime effusion de sang. Si, par suite de précipitation ou par tout autre motif, j'ouvre un vaisseau capillaire, je m'adresse à une autre pustule vaccinale, ou je laisse le sang se figer pour recueillir, après, le virus vaccin seul ; quelquefois j'enlève le sang coagulé avec la

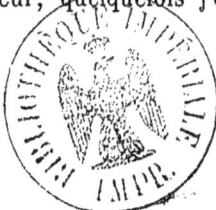

pointe de ma lancette, et j'attends que de nouvelles gouttelettes de virus vaccin perlent à la surface du bouton. Cette précaution est d'une haute importance, car le virus mêlé avec le sang — la transmissibilité de certaines maladies contagieuses par le sang étant encore une question *indécise* — pourrait inoculer une maladie constitutionnelle (1) ;

3º Je prends le virus vaccin à l'époque où il est transparent, limpide, et jamais lorsqu'il pourrait être mêlé avec de la suppuration. De cette manière, j'utilise le vaccin au moment de sa plus grande activité, et j'évite tout mélange suspect;

4º J'applique sur le bouton ouvert, soit ma lancette, soit l'extrémité de mon tube conservateur, soit les plaques, de façon à éviter tout contact avec les bords de la pustule vaccinale qui pourraient être infectés;

5º Enfin j'essuie, après chaque vaccination, soit ma lancette, soit mon aiguille Depaul, pour ne pas m'exposer à inoculer quelques atomes de sang, ou d'humeur virulente ayant son siège à la peau, des enfants vaccinés aux enfants à vacciner.

En opérant ainsi j'arrive, pour la transmission des maladies par le virus vaccin, à la conclusion suprême :

Il est de toute impossibilité, dans le grand acte de la propagation de la vaccine, de transmettre une maladie quelconque, en dehors de l'action prophilactique de la petite vérole.

Je suis heureux de proclamer cette vérité, au moment surtout où la science médicale, où les populations se préoccuppent plus que jamais de la transmission de certaines maladies par la vaccination.

---

(1) Condamner tout mélange de sang avec le virus vaccin, c'est, pour moi, du scrupule scientifique, c'est de l'extrême prudence pratique, car mes plus *récentes* comme mes anciennes expériences me donnent la conviction profonde que le sang, principe de la vie organique, n'est et ne peut être le véhicule permanent des virus et des maladies constitutionnelles dans l'économie qui serait vite *mortellement* empoisonnée. Les nombreuses expériences faites plus particulièrement sur moi — je rencontre une résistance absolue quand je propose une expérimentation de cette nature à des hommes sains — avec le sang d'individus atteints de maladies contagieuses, de maladies essentiellement transmissibles, ont été complètement négatives. La raison ne peut pas admettre que mon organisation soit, *tout exceptionnellement*, réfractaire à *toute* infection virulente, contagieuse.

J'ai l'honneur et la satisfaction, Monsieur le Préfet, de vous affirmer que depuis 22 *ans* que je m'occupe de vaccinations, je n'ai point à regretter *une seule* transmission de maladie par le virus vaccin. Au contraire, j'ai vu souvent des maladies se modifier heureusement, des organisations s'améliorer par la bienfaisante influence de l'action vaccinale.

Les principaux vaccinateurs du département du Tarn, pendant notre période de 11 années, d'après les listes présentées par le Comité central de vaccine à M. le Préfet, sont, par lettre alphabétique :

1º Mme Blanc, sage-femme, à Lavaur ;
2º Mme Bories,   *id.*   à Alban ;
3º M. Calmés, docteur en médecine, à Valence ;
4º M. Cavailhés,   *id.*   à St-Pierre de-Trévisy;
5º Mme Clar, sage-femme, à Roquecourbe ;
6º M. Decazis, officier de santé, à Brassac ;
7º M. Gisclard, docteur en médecine, à Valence ;
8º Mme Gout, sage-femme, à Boissezon ;
9º Mme Gasc,   *id.*   à Gaillac ;
10º Mme Géraud,   *id.*   à Salvagnac ;
11º Mlle Alexandrine Ladrech, sage-femme, à Albi ;
12º Mme Ladrech,   *id.*   à Alban ;
13º M. Lalagade, docteur en médecine, à Albi ;
14º M. Moziman,   *id.*   à Lacaune ;
15º Mme Marty, sage-femme, à Graulhet ;
16º M. Pémille, docteur en médecine, à Graulhet ;
17º Mme Pagés, sage-femme, au Margnés ;
18º Mme veuve Sendral, sage-femme, à Montredon ;
19º Mme Viguier, sage-femme, à Bourgnounac.

Les récompenses accordées par Son Excellence M. le Ministre de l'agriculture, du commerce et des travaux publics, sur les propositions de l'Académie Impériale de médecine, sont :

1º Un prix de 500 fr. et une médaille en argent, à M. Dièche, officier de santé, à Lapointe-St-Sulpice ;
2º Une médaille en or et cinq médailles en argent, à M. Lalagade, docteur en médecine, à Albi ;
3º Médailles en argent :
1º à Mme Bories, sage-femme, à Alban (1) ;
2º à M. Decazis, officier de santé, à Brassac (2) ;
3º à Mme Gout, sage-femme, à Boissezon (2) ;

4° à M. Godot, chirurgien aide-major au 92ʳ de ligne, à Albi (1);

5° à Mlle Alexandrine Ladrech, sage-femme, à Albi (1);

6° à Mme Ladrech, sage-femme, à Alban (1);

7° à M. Pémille, docteur médecin, à Graulhet (1).

Pendant la même période de temps, le Conseil général a voté, soit pour être distribuée en primes à MM. les vaccinateurs, soit pour rémunérer M. le conservateur du virus vaccin, la somme de 10,060 fr.; plus pour encouragements, au sujet de deux publications sur la vaccine, 800 fr. Total 10,860 fr.

Quant au montant des dépenses faites sur les fonds communaux pour la propagation de la vaccine, le budget de toutes les communes du département du Tarn est aujourd'hui ce qu'il a toujours été, entièrement muet.

Permettez-moi, Monsieur le Préfet, de vous soumettre quelques réflexions sur la modicité, sur l'insuffisance des primes accordées chaque année à MM. les vaccinateurs.

Le zèle et le dévouement de mes confrères, des sages-femmes sont on ne peut plus désintéressés; car nos statistiques vaccinales, je l'ai déjà dit, démontrent que les vaccinations augmentent très sensiblement; et l'importance des primes diminue...

Mais, si nous avons à être fiers de ce noble désintéressement, il n'est pas moins vrai qu'il est de toute justice que les ennuis, les peines, les nombreux sacrifices et le dévouement de MM. les vaccinateurs doivent être, si non mieux appréciés, du moins mieux récompensés.

Ainsi, au lieu de l'insuffisante somme de 1,000 fr. qu'on distribuait en primes autrefois, on ne donne aujourd'hui que 600 fr.

Aussi quels résultats personnels obtiennent MM. les vaccinateurs, en dehors de la satisfaction intime de leur dévouement?

Je ne veux que mentionner la somme de 35 francs, exemple que je pourrais multiplier pour chacune des années pendant la période de temps qui nous occupe, donnée en 1861 à M. le docteur Rolland, de Florentin, pour 280 vaccinations faites en 1860. Cette somme représente pour chaque opération 0ᶠ 12ᶜ 5ᵐ, et pour arriver à ce résultat matériel, illusoire, il a fallu à mon honorable confrère renoncer à toute occupation pressante de sa nombreuse clientelle, à jour fixe, se transporter à des distances considérables, rémunérer, certainement en dehors de la somme reçue plus tard en prime, des nourrices qui ne consentent à donner du vaccin de leurs enfants, à se déplacer, que lorsqu'elles sont *bien* dédommagées. Heureux les médecins vaccinateurs qui, avec de l'argent, obtiennent toujours, en temps opportun, à cause des exigences, bien légitimes d'après moi, des familles, le vaccin de bras à bras dont ils ont besoin !

L'Académie Impériale de médecine, dans ses rapports officiels au gouvernement, a souvent exprimé les regrets que certains départements ne récompensent point, d'une manière digne, convenable, MM. les vaccinateurs. Ainsi pour me limiter dans un seul rapport et pour un seul département, je dirai que cette compagnie savante, après avoir signalé l'énorme différence des vaccinations sur les naissances dans l'Ardêche, ajoute : « Un pareil résultat n'a rien d'étonnant quand on songe que » ce département n'affecte qu'une modique somme de *1,500 fr.* » à la propagation de la vaccine. » *(Rapport du 29 novembre 1859, page 40.)*

Heureusement les choses ne se passent pas dans beaucoup de départements comme dans l'Ardêche et le Tarn; je me contenterai, Monsieur le Préfet, d'en signaler huit à votre attention.

Le tableau suivant apprécie l'importance des services que sont appelés à rendre MM. les vaccinateurs dans ces départements par le nombre des naissances : à côté figurent les sommes affectées par les Conseils généraux et par les communes. J'ai pris les chiffres officiels dans le dernier rapport de l'Académie Impériale de médecine (1860).

Allier.........	10,446 naissances...	Primes	7,800	»
Aude	7,061	—	—	4,200 »
Charente......	8,434	—	—	3,000 »
Haut-Rhin	14,014	—	—	36,982 »
Haute-Saône...	9,041	—	—	8,736 45
Lot...........	6,781	—	—	3,600 »
Meurthe	4,712	—	—	6,000 »
Tarn-et-Garonne	3,909	—	—	2,000 »

J'ajoute que dans quelques-uns de ces départements les familles riches, aisées, payent très honorablement leurs médecins pour la vaccination de leurs enfants. Je connais des médecins, dans nos départements limitrophes, qui reçoivent trois francs pour chaque opération vaccinale.

Dans le département du Tarn on croit faire plaisir au médecin, on croit l'honorer en le priant de donner la vaccine.

MM. les vaccinateurs entendent souvent dire autour d'eux,

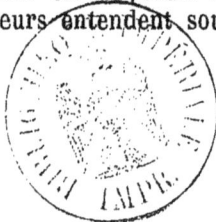

soit en ville, soit et surtout à la campagne : « Oh! messieurs
» les médecins sont *bien* payés par le gouvernement pour
» donner la vaccine à nos enfants. »

Dans toutes nos communes MM. les médecins pratiquent la
vaccine gratuitement. Ils font plus : ils dédommagent la mère
de famille pauvre qui consent à laisser prendre du virus vaccin
de son enfant. En général, les familles, soit riches, soit pauvres,
si exigeantes sur le choix de l'enfant vaccinifère, ne veulent
point, par des craintes que rien ne saurait légitimer, ou par
un égoïsme inqualifiable, donner ce qu'elles ont reçu...

Les vaccinateurs se trouvent donc constamment en présence
de difficultés et de sacrifices de toute nature.

Que tous mes confrères du département du Tarn me per-
mettent de constater ici, et de signaler à la reconnaissance de
l'administration supérieure et des populations leur zèle désin-
téressé et leur dévouement, au-dessus de tout éloge, à la propagation de la vaccine. Je ne saurais oublier, Monsieur le Préfet,
les sages-femmes qui, très nombreuses dans nos villes et dans
nos campagnes, font tous leurs efforts pour populariser les
bienfaits de la vaccine.

Dans le Tarn, j'enregistre, pour l'année 1859, 9,240 naissances et 900 fr. de primes données à MM. les vaccinateurs,
y compris 400 fr. pour rémunérer le directeur surveillant du
dépôt du virus vaccin.

J'ai voulu connaître la moyenne des sommes affectées par
les Conseils généraux et par les communes au service de la
vaccine, pour chaque département, pendant la même année. Je
n'ai pu me procurer des renseignements officiels que sur soi-
xante départements qui ont dépensé, pour récompenser MM.
les vaccinateurs, la somme totale de 205,686 fr. 75 c.

En divisant ce dernier chiffre par le nombre des départements désignés, je constate, pour moyenne, la somme de
3,428 fr.

J'ai voulu savoir ce que MM. les vaccinateurs du département du Haut-Rhin, par exemple, avaient eu, en primes, en
1859 pour chaque opération; mes calculs ont établi la somme
2 fr. 92 c.; tandisque pour le département du Tarn, je constate
la somme de 0 fr. 07 c. seulement pour chaque vaccination.

Le département du Tarn est classé au *premier* rang auprès
du gouvernement par l'Académie Impériale de médecine pour

le nombre des vaccinations, pour le zèle et le dévouement à la propagation de la vaccine; il est au *dernier* rang, arithmétiquement parlant, pour les primes départementales accordées à MM. les vaccinateurs.

Un tel contraste est trop frappant, Monsieur le Préfet, pour que votre haute sollicitude pour les intérêts de la propagation de la vaccine, pour les services signalés de MM. les vaccinateurs de votre département, ne pense pas à améliorer très prochainement une semblable situation.

Il est hors de doute que MM. les membres du Conseil général du Tarn, toujours portés à encourager les pratiques utiles à nos populations, à reconnaître et à récompenser, dans les limites de leurs pouvoirs, tous les services rendus, s'empresseront d'allouer, sur votre demande, une somme plus en rapport avec la haute importance de la pratique vaccinale, plus en rapport avec les nombreux sacrifices qu'elle exige, avec le zèle et le dévouement de MM. les vaccinateurs.

J'ose espérer, Monsieur le Préfet, que, malgré ce qu'il peut y avoir de défectueux dans le mérite de son exposition, mon rapport atteindra le double but que je me suis proposé, celui de remplir un devoir, et celui d'être utile, soit à MM. les vaccinateurs, soit et surtout à la propagation de la vaccine qui intéresse, d'une manière capitale, la santé générale.

J'ai l'honneur, Monsieur le Préfet, d'être, avec le plus profond respect, votre très humble et très obéissant serviteur.

LALAGADE.

Albi, le 4 novembre 1861.

Le Comité central d'hygiène publique et de salubrité a voté, dans sa séance du 14 mars 1862, l'impression de ce rapport dans ses annales départementales.

www.ingramcontent.com/pod-product-compliance
Lightning Source LLC
Chambersburg PA
CBHW060511200326
41520CB00017B/4995